NOTE

SUR

UN CAS DE DYSTOCIE

NOTE

sur

UN CAS DE DYSTOCIE

CAUSÉE PAR L'HYPERTROPHIE PATHOLOGIQUE DU SEGMENT INFÉRIEUR
DE LA MATRICE CHEZ UNE FEMME PRIMIPARE

PAR

M. LE Dr BAILLY

Professeur agrégé

PARIS

IMPRIMERIE L. POUPART-DAVYL

30, RUE DU BAC, 30

1869

NOTE

SUR

UN CAS DE DYSTOCIE

CAUSÉE PAR L'HYPERTROPHIE PATHOLOGIQUE DU SEGMENT INFÉRIEUR
DE LA MATRICE CHEZ UNE FEMME PRIMIPARE

PAR

M. LE Dr BAILLY

Professeur agrégé

Lors de la discussion soulevée au sein de la Société de chirurgie par l'intéressante communication de M. Tillaux, on a pu remarquer qu'aucun des membres de cette Société qui ont pris la parole à cette occasion, n'a mentionné l'existence de l'hypertrophie pathologique de la matrice chez la femme enceinte, et les conséquences d'un pareil état sur la marche du travail. L'omission que je signale trouve son explication sans doute dans l'ignorance de cas d'hypertrophie anormale de l'utérus pendant la grossesse, cas qui doivent être fort rares et ont peut-être été méconnus lorsqu'ils se sont offerts à l'observation. Cette circonstance donne, je crois, un intérêt tout particulier à la relation du fait suivant, qui s'est produit au mois de janvier 1866, à la Clinique d'Accouchèments de la Faculté, et que je considère comme le plus important peut-être de tous ceux que j'ai pu recueillir pendant toute la durée de mes fonctions dans cet établissement. Cette observation apporte en effet un élément nouveau et considérable dans la question, en montrant quelle influence peut exercer sur la marche du travail l'existence d'une hypertrophie insolite du segment inférieur de la matrice, et quelles peuvent être ses conséquences pour la mère et pour l'enfant. Elle s'ajoutera donc utilement aux observations de même nature qui permettront un jour de donner une description dogmatique des hypertrophies utérines, considérées chez la femme en vacuité, enceinte ou en travail.

L... (Pauline), 20 ans, domestique, née et élevée dans le département des Hautes-Pyrénées, est une fille brune, de taille moyenne, bien constituée, d'une santé habituellement bonne et sans antécédents syphilitiques. Elle a été réglée à 15 ans, et depuis cette époque, deux à trois jours par mois, régulièrement.

La dernière apparition des règles date du 28 avril 1865, et des raisons particulières, qui me semblent plausibles, lui donnent l'assurance que le début de sa grossesse remonte au 1er mai suivant.

Mes notes ne mentionnent d'autres malaises de grossesse que des crampes douloureuses des membres inférieurs, pendant les quinze jours qui ont précédé son admission à la Clinique. Y a-t-il là une lacune dans mon observation? Ai-je négligé de m'enquérir des symptômes éprouvés par la malade du côté de la matrice? Je ne puis rien affirmer à cet égard; mais, ce qui est certain, c'est que si des malaises spéciaux ont existé dans la cavité pelvi-abdominale, ils n'ont point eu de retentissement fâcheux sur la santé générale, car Pauline L... présente en ce moment un enbonpoint ordinaire et toutes les apparences de la force.

Cette fille entre à la Clinique d'Accouchements de la Faculté, le 24 janvier 1866, ne pouvant plus travailler depuis plusieurs jours et perdant par la vulve un liquide peu abondant, dont il est impossible de préciser immédiatement la nature. Depuis une semaine, elle éprouve une sensation pénible et continue dans la région lombaire, et depuis hier au soir (24 janvier), elle ressent des douleurs abdominales passagères et assez régulièrement intermittentes.

Aujourd'hui, 25 janvier, à la visite du matin, on constate les dispositions suivantes. Le ventre présente un développement ordinaire dans une grossesse à terme. Le fond de l'utérus atteint l'épigastre. La main distingue une partie fœtale volumineuse dans l'hypochondre gauche et une autre partie fœtale, également grosse et dure, dans le grand bassin.

Le segment inférieur de l'utérus, exploré au moyen du doigt indicateur, présente des caractères étranges. C'est une sorte de cône tronqué, volumineux, dont le sommet, gros, épais et dur, présente à son centre une dépression qui admet l'extrémité du doigt et forme l'orifice d'un étroit canal, absolument imperméable à la première phalange. Le pourtour de l'orifice est particulièrement dur et inégal, surtout en arrière. En remontant sur ce col aussi haut que le doigt peut atteindre, on éprouve, à travers l'épaisseur des culs-de-sacs vaginaux, a même sensation d'inégalité et de dureté fibreuse. L'état de ce col, je le répète, est fort bizarre. Il offre une consistance comme squirrheuse, avec accroissement de volume, dont je n'ai pas encore rencontré d'exemple, et qui surprend également M. Depaul. Suivant la comparaison employée par ce professeur, il semblerait que tout le segment inférieur de la matrice chez cette femme ait été grossièrement sculpté dans une rave. La partie fœtale est inaccessible par le vagin. Les battements cardiaques de l'enfant sont nuls ou échappent à l'observation.

26 janvier. Écoulement continu d'un liquide incolore, qui empèse le linge et paraît bien être du liquide amniotique, épaissi par des mucosités vaginales. Même état du col.

27 janvier. Douleurs intermittentes, bien certainement dues à des contractions de la matrice. Le col reste gros, dur, incomplétement effacé. Sa cavité, aujourd'hui, admet aisément le doigt, qui atteint la partie de l'enfant qui se présente : c'est le crâne. Bruits cardiaques fœtaux absolument nuls.

28 janvier. Travail bien manifeste; contractions utérines rapprochées, régulières, mais faibles. La tête de l'enfant paraît œdémateuse et ramollie. La mère commence à souffrir des lenteurs de l'accouchement; depuis hier, les traits du visage sont altérés, le pouls fréquent. La région sous-ombilicale est devenue fort sensible à une pression modérée des doigts. Les contractions de la matrice y réveillent une vive douleur.

29 janvier. Dilatation légère de l'orifice. Celui-ci offre le diamètre d'une pièce de deux francs, qui semble pouvoir s'accroître un peu par l'effort des doigts. Contractions utérines faibles, mais douloureuses. État général mauvais : 120 pulsations par minute; la face très-altérée; diarrhée verdâtre intense pendant toute la nuit. Il importe de terminer l'accouchement sans tarder.

A neuf heures du matin, à l'issue de la visite, M. Depaul pratique, avec un long bistouri, deux incisions sur les côtés de l'orifice. La section du tissu utérin détermine ce cri spécial que produit l'incision du tissu fibreux et que, dans ce cas, on a pu entendre à distance. Ces incisions produisent un agrandissement insignifiant de l'ouverture utéro-vaginale. On s'aperçoit aisément que le col présente moins un orifice qu'un canal infundibuliforme d'une certaine longueur et que remplissent les parties molles du crâne, déjà ramollies par la putréfaction. Un liquide putride, d'une odeur infecte, s'écoule des parties génitales. M. Depaul essaie d'abord d'appliquer le forceps ordinaire. La première branche, seule, peut être introduite. Celle-ci mise en place, le conduit cervical utérin est trouvé insuffisant pour livrer passage à la seconde branche, et on doit renoncer à employer le forceps.

L'application du céphalotribe lui-même, malgré le peu de largeur de ses cuillers, présente de grandes difficultés, tant la cavité du segment inférieur de la matrice est étroite. Cependant, après quelques tentatives infructueuses, M. Depaul réussit à saisir la tête solidement avec son céphalotribe à crochets et à évacuer presque toute la masse encéphalique. Le crâne, ainsi vidé de son contenu, est entraîné à travers l'étroit passage du col, au moyen des tractions combinées du chirurgien et d'un aide, dont les efforts réunis sont nécessaires pour surmonter les résistances du segment inférieur de la matrice.

Après l'extraction de l'enfant, je m'assure, par le toucher, que le col utérin est partagé en plusieurs segments par des déchirures plus ou moins verticales, dont une, antérieure, me paraît étendue et profonde. Les différents segments du cylindre cervical utérin ainsi formés sont encore fermes et durs après ces violences.

L'état général de l'accouchée, déjà fâcheux à la fin du travail, s'aggrave encore après l'opération. Le pouls radial, qui battait 120 fois par minute et se sentait bien jusque-là, devient complétement insensible; la voix s'éteint; la peau se plombe; un tremblement nerveux, accompagné d'une sensation de refroidissement profond, s'empare de la malade. Ces symptômes paraissent se lier à l'ébranlement du système nerveux, plutôt qu'à l'hémorrhagie, dont l'abondance semble avoir été ordinaire.

L'enfant ainsi extrait est une fille dont le poids est de 2,660 grammes, sans cerveau. Le cadavre exhale une forte odeur de putréfaction et présente, sur diverses parties du corps, des phlyctènes remplies d'une sérosité rougeâtre, qui infiltre le cordon, le tissu cellulaire de la tête, celui de la joue gauche, du cou; sérosité qu'on retrouve encore dans le péritoine et les plèvres. Ces altérations attestent une macération du cadavre d'au moins une semaine.

29 janvier, sept heures du soir. Pouls radial perceptible, mais si fréquent et si faible, qu'il est impossible d'en compter les battements; 52 inspirations, voix presque éteinte. Décubitus dorsal, prostration,

narines pulvérulentes. Le ventre médiocrement développé, rénitent, très-douloureux dans le flanc droit. Miction nulle; pas d'urine dans la vessie. Affaissement progressif. Mort à une heure du matin, le 30 janvier.

Autopsie le 31 janvier, dix heures du matin. — A l'ouverture de l'abdomen s'écoule une grande quantité de sérosité purulente verdâtre, tenant en suspension des flocons albumineux. On retrouve une assez grande quantité du même liquide interposée aux viscères et accumulée dans les parties déclives de l'abdomen. Du pus épais suit l'écoulement de la couche liquide plus légère qui le surmonte. Des pseudo-membranes peu consistantes recouvrent le péritoine dans toute son étendue.

L'état de l'utérus est remarquable. Les deux incisions du col ont été notablement agrandies par le passage de l'enfant et converties en crevasses profondes, qui intéressent la presque totalité de l'épaisseur de la paroi. Des crevasses semblables se sont produites en d'autres points de la périphérie du col. A la paroi postérieure de ce conduit une de ces crevasses s'étend jusqu'au péritoine, qui présente lui-même, non pas une déchirure véritable, mais un simple pertuis, dans lequel est engagé un lambeau filamenteux, qui flotte dans la sérosité purulente accumulée dans le cul-de-sac péritonéal.

Ces lésions, bien qu'importantes, semblent toutefois n'être que secondaires dans ce cas, et l'intérêt se concentre sur le col, dont les caractères anatomiques étranges avaient attiré fortement l'attention pendant la vie. On trouve en effet toute la portion cervicale de la matrice formée d'un tissu dur, mais flexible, dont l'épaisseur varie, suivant les points, de 1 centimètre 1/2 à 2 centimètres, et dont la limite supérieure, assez régulièrement circulaire, dépasse de 2 à 3 centimètres le niveau de l'orifice interne. Examinées sur la surface d'une coupe verticale portant sur la hauteur totale de l'organe, les parois du corps et celles du col présentent une épaisseur sensiblement égale; mais lorsqu'on les soumet à la traction, on voit la partie saine de l'utérus s'amincir en s'allongeant, s'étirer en quelque sorte, tandis que la portion cervicale ou indurée ne perd qu'une fraction insignifiante de son épaisseur, qui devient alors prédominante. Au reste, le tissu altéré se distingue du tissu normal plus par le toucher que par la vue simple, car les surfaces de section de ces deux parties ne présentent point d'autres différences appréciables à l'œil nu que celles produites par la traction et relatives à l'épaisseur. Les autres propriétés optiques sont les mêmes. Dans les deux points, c'est la même teinte blanc laiteux, la même structure apparente du tissu utérin. Les

différences d'organisation, pourtant réelles, qui distinguent ces deux
régions ne sont rendues évidentes qu'au moyen du microscope.

M. Théophile Anger, interne des hôpitaux, a bien voulu se charger
de cet examen, et l'a fait avec l'aide de M. le professeur Robin.

D'après les renseignements donnés par lui à la Société Anatomique (1), « les préparations montrent une grande abondance de tissu
fibreux et une dégénérescence graisseuse des fibres lisses : il y a de
plus un grand nombre de noyaux. Nous avons affaire là à une dégénérescence graisseuse avec hyperthrophie du col. » Ce sont ses propres
paroles.

Trop de considérations importantes surgissent à l'occasion
de ce fait pour que je me borne à le relater sans commentaire.
L'étiologie, le diagnostic, le pronostic, les indications d'une
semblable lésion sont des questions intéressantes, dont je n'es-
père pas sans doute fournir la solution complète, mais qu'il est
tout au moins utile de poser et de discuter ici. Et d'abord,
aux caractères anatomiques offerts par le col et la partie la
plus voisine du corps de la matrice, il est impossible, je crois,
de méconnaître une hypertrophie tout à fait anormale de ces
parties. Leur consistance est beaucoup plus ferme qu'on ne
l'observe dans un utérus normalement hypertrophié par la
grossesse. De plus, les parois du canal cervical utérin présentent
ici une épaisseur égale ou supérieure à celle des parois du corps
et du fond de l'organe, contrairement aux données habituelles
de l'observation qui nous montrent l'épaisseur relative de ces
parois, après l'accouchement, dans un rapport de 5 pour les
premières à 10 pour les secondes. Je n'ai pas noté dans mon
observation l'existence des sinus veineux volumineux qu'a
rencontrés M. Tillaux et qui se trouvaient en harmonie avec la
prodigieuse épaisseur des parois de la matrice chez sa malade.

Je regrette de ne pouvoir fournir, sur la constitution histo-
logique du tissu utérin, des détails plus étendus que ceux relatés
dans mon observation. Il ressort pourtant de l'analyse micro-
scopique de la pièce, effectuée par M. Anger, que le tissu de ce
col contenait des fibres musculaires lisses altérées et grais-

---

(1) *Bulletins des séances de la Société anatomique*, janvier 1866.

seuses, et une proportion plus forte qu'à l'ordinaire de tissu conjonctif à ses diverses périodes d'évolution.

Si l'on réfléchit à cette dernière particularité de structure, à savoir l'abondance insolite du tissu lamineux dans le col hypertrophié, on ne trouvera peut-être pas tout à fait dépourvue de fondement l'opinion qui verrait, dans cette altération spéciale du segment inférieur de la matrice une sorte de fibrôme utérin dont les éléments, au lieu de se trouver accumulés en un même point sous forme de tumeur, se trouveraient disséminés et comme infiltrés dans le tissu musculaire, de manière à accroître la consistance et l'épaisseur de la paroi. On aurait donc affaire ici à une sorte de fibrôme, ou, en employant une appellation nouvelle, d'hystérôme en nappe, qui exercerait sur l'accouchement une influence bien autrement fâcheuse que les fibrômes en masse. Quoi qu'il en soit, d'ailleurs, de la valeur de cette opinion, l'étiologie de cette étrange lésion est une question dont l'avenir seul pourra dissiper l'obscurité. Est-elle une conséquence du travail hypertrophique propre à la gestation, mais dépassant, en ce point, ses limites physiologiques ; une sorte d'erreur de lieu, d'intensité et de nature du mouvement nutritif qui multiplie les éléments fibro-musculaires de la poche utérine et la rend apte à opérer l'expulsion du fœtus parvenu à maturité ? L'altération du col était-elle, au contraire, antérieure à la grossesse, et le résultat d'un état pathologique latent ou dont le malade aurait perdu le souvenir ? Faut-il enfin remonter jusque dans la vie intra-utérine pour en trouver l'origine ?

Ce sont là autant d'hypothèses plausibles, mais de questions insolubles. La seule remarque que je veuille faire relativement à l'étiologie, c'est que la femme qui nous offrait cette singulière altération était primipare, seulement âgée de 20 ans, d'une constitution excellente, et qu'aucun phénomène morbide local antérieur, aucun trouble de la santé générale ne pouvait rendre compte de la disposition du col utérin chez elle. Une lésion de nutrition, limitée au segment inférieur de la matrice dans ce cas, reste donc pour moi inexpliquée, je dirai plus, inexplicable.

Mais si une grande incertitude couvre l'origine de l'hypertrophie utérine chez une femme jeune et bien portante, le diagnostic de l'affection ne saurait être douteux lorsque, comme
dans l'observation précédente, l'altération porte sur des parties accessibles à l'examen direct du doigt. Le volume et la dureté du museau de tanche, contrastant avec la petitesse et le
ramollissement si remarquable de cette partie à la fin de la
grossesse, ne permettait pas de méconnaître une modification
anatomique profonde des parois du col de la matrice. D'un
autre côté, la sensation obtenue par le doigt détournait de l'idée
d'un cancer, qu'éloignaient également l'âge et l'état de santé antérieure de la malade. Le col était gros, dur, mais il était irré-
gulier et ne présentait ni les végétations tuberculeuses du cancer, ni la fragilité de ce tissu morbide, qui permettent souvent
d'en ramener quelques parcelles à l'extrémité du doigt. On
trouvait là une altération évidente du col, mais d'une nature
spéciale et différente des affections ordinaires de cette partie de
l'organe.

Les conséquences d'un pareil état du col sur les phénomènes
mécaniques de l'accouchement pouvaient être aisément pré-
vues, et le pronostic formulé par M. Depaul à cet égard s'est
trouvé pleinement justifié par l'événement. Ce tissu épais,
dense, dépourvu de la souplesse physiologique qui prépare une
dilatation facile du conduit utérin et de ses orifices, devait
avoir pour effet d'opposer une résistance invincible aux efforts
du corps et du fond pour engager la partie fœtale dans le conduit vaginal. On rencontrait là tous les caractères d'une rigidité anatomique de la pire espèce, c'est-à-dire de celle qui, au
lieu d'être limitée à l'anneau de l'orifice externe, s'étend à la
totalité du conduit cervical et rend impraticables ou inutiles
les débridements du col utérin. Aussi a-t-on vu les contractions
de la matrice, d'ailleurs d'intensité médiocre, s'exercer pendant plusieurs jours sans autre résultat que la formation d'un
conduit capable seulement de contenir le doigt indicateur ; le
péritoine et la matrice s'enflammer à la longue sous l'influence
de ce travail infructueux, et l'état de la femme réclamer enfin
une terminaison artificielle de l'accouchement.

D'un autre côté, les dangers d'une intervention chirurgicale, quelle que fût la nature de l'opération adoptée, pouvaient être aisément pressentis. La malheureuse femme était vouée à une mort presque certaine. Les crevasses profondes de la paroi du col n'ont surpris personne, et mon étonnement est qu'elles n'aient point été assez considérables pour intéresser le péritoine lui-même et faire communiquer largement cette séreuse avec la cavité utérine.

Quant aux lésions abdominales constatant une péritonite diffuse et suppurée, on ne peut douter qu'elles n'aient pris naissance avant l'opération. La durée de la vie après la délivrance a été trop courte (27 heures) et l'affaissement de l'économie trop complet, pour qu'on puisse supposer que le péritoine enflammé ait eu le temps de produire en abondance du pus et des fausses membranes. Il faut donc admettre que ces produits existaient déjà au moment de l'opération, et qu'il s'agit ici d'une métro-péritonite puerpérale ayant subi toutes les phases de son évolution pendant la grossesse et le travail

La nécessité d'une prompte terminaison de l'accouchement étant bien démontrée, une question importante surgissait d'abord, celle relative au mode d'extraction du fœtus. Il me semble évident que, dans les conditions spéciales de dystocie que créait l'énorme rigidité du col chez Pauline L..., deux opérations seulement s'offraient au choix du chirurgien, l'accouchement forcé et l'opération césarienne. L'une et l'autre présentent de grands dangers, et il serait parfois difficile de dire laquelle des deux est plus compromettante pour l'existence de la mère. L'hystérotomie, en effet, est trop constamment, à Paris, une sentence de mort prononcée contre les femmes, et ses périls étaient accrus chez notre malade par la dépression des forces, tenant à la longue durée du travail et à un commencement de métro-péritonite. D'un autre côté, l'extraction forcée de l'enfant par les voies naturelles ne pouvait s'effectuer qu'en produisant dans le conduit rigide du col des déchirures étendues dont il était impossible de calculer d'avance les conséquences. Cependant les chances défavorables pour la mère paraissant dans l'espèce plus considérables encore par l'opération césarienne que par l'accouchement forcé, c'est cette dernière opération qui fut préférée et que ses résultats se chargèrent de justifier, puisque les solutions de continuité, sorte de débridement traumatique produit par le passage du corps fœtal, n'ont pas dépassé l'épaisseur des parois utérines et paraissaient susceptibles de guérison. n'eût été la métro-péritonite développée pendant le travail et qui devait fatalement entraîner la mort.

Il n'est point inutile enfin, pour donner une juste idée des difficultés opératoires dans ce cas, de rappeler l'étroitesse si considérable du canal du col, étroitesse telle que ce conduit n'aurait pu admettre sans violence les cuillers du forceps ordinaire, et n'a pas été franchi sans peine par les branches beaucoup moins larges du céphalotribe.

L'accouchement forcé, pratiqué chez notre malade, me paraîtrait encore applicable aux cas où la santé de la mère et celle de l'enfant n'étant pas encore altérées par la longue durée du travail, et ce dernier s'offrant par la tête, il y a des chances suffisamment nombreuses de l'extraire vivant au moyen du forceps. Mais dans ceux où l'extrême rigidité et l'étroitesse du col s'opposent à l'emploi de ce dernier instrument ; dans ceux où la durée et l'énergie des tractions faites avec le forceps paraîtraient devoir compromettre la vie du fœtus ; dans ceux enfin où la résistance du col se complique d'une présentation vicieuse (siége ou tronc) qui, dans ces conditions, doit avoir des conséquences presque nécessairement mortelles pour l'enfant, l'accouchement forcé ne me paraîtrait plus indiqué, et je lui préfèrerais la gastro-hystérotomie, qui, si elle fait courir de grands dangers à la mère, offrirait du moins l'avantage d'assurer le salut de l'enfant. La conduite du chirurgien dans les cas de rigidité considérable du segment inférieur de la matrice ne saurait donc être uniforme, et, dans les faits de dystocie dus aux parties molles, comme dans ceux qui dépendent d'une disposition vicieuse des os, le degré de résistance des parties, l'état de vie ou de mort du fœtus, le mode de présentation, modifient puissamment les indications thérapeutiques et les déterminations du chirurgien.

En définitive donc, et pour formuler les conclusions qu'il est dès à présent possible de déduire de cet unique fait, je dirai :

1° On peut observer chez la femme enceinte une hypertrophie anormale de la matrice, occupant son segment inférieur, mais pouvant sans doute quelquefois s'étendre à la totalité de l'organe ;

2° Cette hypertrophie a pour caractère extérieur facilement constatable, une épaisseur exagérée des parois utérines, qui semblent réfractaires au travail de ramollissement normal de l'utérus gravide et conservent la consistance du tissu utérin en vacuité. Elle se caractérise histologiquement par l'altération graisseuse des fibres musculaires et une proportion insolite du tissu conjonctif ;

3° L'origine de cette lésion est absolument inconnue. Elle peut apparaître chez de très-jeunes femmes, s'allier avec la meilleure santé et ne paraît pas troubler la marche de la grossesse ;

4° Quand elle réside dans les parties déclives de la matrice, elle crée un obstacle qui peut être absolu, à l'accouchement naturel en s'opposant à l'effacement du col et à la dilatation physiologique de l'orifice utérin ;

5° Les indications chirurgicales résultant d'une pareille disposition du col sont variables. L'accouchement forcé triomphera, dans la plupart des cas, des résistances opposées par le col à la sortie de l'enfant ; mais telles circonstances peuvent se présenter qui rendent l'extraction par les voies naturelles impraticables ou trop dangereuses, et lui fassent préférer la gastro-hystérotomie ;

6° Dans tous les cas, la rigidité hypertrophique du segment inférieur de la matrice demeure une cause de dystocie des plus graves, et la mort des femmes en sera sans doute, quoi qu'on fasse, la conséquence habituelle.